MÉTHODE NOUVELLE

POUR GUÉRIR

LA MALADIE VÉNÉRIENNE,

SANS MERCURE.

MÉTHODE NOUVELLE

POUR GUÉRIR

LA MALADIE VÉNÉRIENNE,

SANS MERCURE,

Par C. F. DUC..., Médecin.

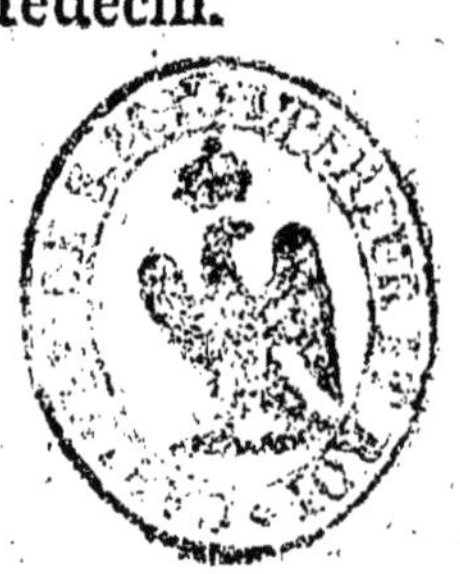

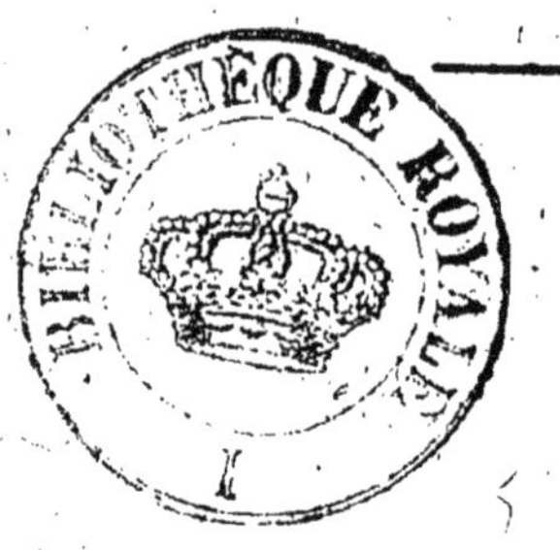

A PARIS,

Chez l'Auteur, quai Pelletier, N.º 24;
Et chez MICHELET, Imp.-Libraire, boulevart
St.-Martin, N.º 4, près le Bureau de loterie.

1808.

AVANT-PROPOS.

LA MALADIE VÉNÉRIENNE survenue dans ces derniers siècles, est présentement si fréquente qu'une des principales études des médecins devrait être d'en reconnaître la véritable cause, et de chercher les remèdes les plus convenables à sa guérison.

Mais comme si les docteurs de nos jours avaient honte de traiter un corps infecté de cette espèce de lèpre, ou qu'ils crussent que des frictions d'onguent mercuriel, pratiquées selon la méthode générale, sans avoir égard aux forces et aux dispositions particulières d'un malade étaient suffisantes pour le tirer d'affaire; ils en abandonnent tout le soin à des apothicaires ou à des herboristes, qui en suivant aveuglément la même routine dans toutes sortes de circonstances, se trouvent ordinairement, après avoir tourmenté le malade, embarrassés, par de fâcheux accidens, qui n'auraient pas eu lieu sous la conduite d'un médecin qui, joignant à la pratique une exacte connaissance de l'économie animale, sait rapporter tous les symptômes à leurs propres causes, et prendre des moyens sûrs pour leur guérison.

Cependant les terribles accidens que ces frictions ont coutume de produire dans toute l'habitude du corps, l'enflure prodigieuse de la tête, l'inflammation de la gorge, l'ulcération et la puanteur de la bouche, la suffocation enfin où le patient est à tout moment prêt de succomber, ne lui restant de sensibilité que pour éprouver les plus cruelles douleurs, demanderaient certainement toute l'application et la prudence des plus habiles médecins pour les réchapper du danger, sans attendre qu'ils soient appelés, lorsqu'il n'y a plus de ressource.

D'ailleurs, quand on considère que la plupart de ceux que le sort a garantis du naufrage, restent pour toute leur vie goutteux, tremblans, paralytiques, et qu'il y a des climats où l'on guérit cette maladie, sans retour et sans suite, par les sueurs, les selles et les urines, on conviendra que l'honneur de la médecine doit nous engager à chercher une méthode moins cruelle et plus douce que le mercure.... J'en propose une, il dépendra de chacun de la suivre ou d'en chercher une meilleure.

Ma conscience et le pur zèle d'honorer ma profession sont les seuls motifs qui m'ont fait écrire. Je m'estimerai assez récompensé de mes peines, si par-là je donne occasion à des hommes plus éclairés de faire des découvertes qui enrichissent le plus utile de tous les arts, en diminuant parmi le genre humain le nombre des malheureux.

MÉTHODE NOUVELLE

POUR GUÉRIR

LA MALADIE VÉNÉRIENNE,

SANS MERCURE.

CHAPITRE I.er

De la Méthode en général.

QUOIQUE mon but ne soit pas de m'égarer dans de vains systêmes, et que cet ouvrage soit le fruit de l'expérience, je ne me suis pourtant point imposé la loi de me renfermer dans les bornes étroites de l'empirisme. *Voltaire* a dit qu'il faut avoir renoncé au sens commun, pour ne pas convenir que nous ne savons rien au monde que par l'expérience.

Mais l'expérience en médecine doit toujours marcher d'un pas égal avec la raison. Je me propose de prouver dans ce chapitre que la méthode est une ; qu'il n'y a qu'une seule manière de guérir, et que l'objet de l'art est toujours d'aider la nature, puisque dans un sens rigoureux, c'est elle qui guérit. Il est donc essentiel d'expliquer ce qu'on doit entendre par nature, par maladie, et de quelle manière l'art vient au secours de la nature dans la curation des maladies.

SECTION 1.ère

On doit entendre par nature, l'action combinée des forces physiques et morales du corps.

L'opinion des anciens a beaucoup varié sur le mot *nature* ; les uns ont dit qu'elle était le principe interne du mouvement dans le corps ; d'autres le mécanisme, la forme ou la disposition du corps ; plusieurs enfin l'ont considérée comme l'ame même. « Il ne fau' pas, dit *Lorry*, chercher de mystère dans ce mot si fameux, la *nature est le concours des forces du corps pour conserver la machine*. Le créateur a doué les corps organisés de forces intérieures qui en exécutent les fonctions ; ces forces sont liées à l'existence et à la vie des corps, et leur résultat doit toujours tendre à sa conservation ; elles y conspirent toutes. C'est une vérité qui n'a pas besoin de démonstration, puisque c'est une chose que nous démontre la moindre digestion, la moindre sécréton ; sans parler des éternumens et des vomissemens salutaires qui arrivent tous les jours sous nos yeux, que nous connoissions les forces et leur façon d'agir, ou que nous ne les connoissions pas, l'art n'y gagnera, ni n'y perdra. Il s'agit de savoir que ces forces agissent, de bien distinguer les signes de leur action, leur tendance et leur portée.

En niant l'existence des autres spécifiques, il en fau avouer un seul. Le grand spécifique pour lequel celui qui n'est pas pénétré de respect, annonce qu'il n'est pas né pour la médecine, c'est la *nature*.

» Le Phusis d'Hyppocrte, l'*ame* de *Stahl*, l'archée de *Vanhelmont*, l'irritabilité de *Haller*, la force organique de *Bordeu* , le principe vital de *Rarthez* , ne sont-ils pas cet agent qui, de concert avec l'art, ou en dépit de lui, est doué d'une si grande efficacité, soit pour la production, soit pour la terminaison des maladies; mais cet agent , est-ce le fluide nerveux ? est-ce la coalition de nos fibres, leurs actions, leur sympathie , leur élasticité ? Serait-ce, au contraire, la force ou le mouvement de la circulation , ou bien quelque principe électrique , magnétique, ignétique , ou éthéré ? Serait-ce plutôt le résultat d'une juste proportion entre les élémens du corps; principe moins connu par sa nature que par son action , qui constituerait ce je ne sais quoi, dont l'existence assure peut-être la nôtre , dont la suppression nous fait cesser de vivre, dont la règle établit celle de notre santé , dont les dérangemens occasionnent nos maladies, à l'aide duquel nous en triomphons ; ou par l'addition de ce qui manquait , ou par la soustraction de ce qui était superflu ou nuisible, ou par la coction des humeurs qui formaient l'orgasme, cette action de la nature qui guérit d'une manière plus évidente, peut-être dans les maladies aigües , n'en est pas moins la con-

dition essentielle dans la cure des chroniques ;
car qu'est-ce qu'un remède hépatique ? est-ce
un remède nécessairement dirigé vers le foie.
Cette direction est véritablement impossible ;
mais en rétablissant en entier la machine, où
tout est enchainé par une liaison réciproque,
les lois de l'économie animale veulent que le
foie y participe aussi.

On doit donc entendre par nature, ce concours de forces agissantes, physiques et morales, dont le principe tient peut-être autant
à l'organisation de la matière, qu'à la juste
combinaison des élémens qui la constituent
telle, et avec lesquels, par conséquent, le
corps et l'ame sont perpétuellement en rapport ; ou bien, pour parler encore plus stric-
tement, ce concours de forces agissantes peut
être considéré comme la mesure de l'action
du principe, qu'on doit judicieusement supposer, tant dans la combinaison des élémens
que dans l'organisation de la matière vivifiée.

Il y a donc des lois préexistantes auxquelles
la nature ne peut se soustraire, et que l'art ne
saurait encore moins troubler sans préjudicier
à la santé, c'est une étude approfondie de ces
mêmes lois qui constitue une partie très-pré-

cieuse de l'art de guérir, qu'on appelle philosophie médicale:on peutdireque cette philosophie
est aussi indispensable à la médecine prophi-
lactique et curative que l'anatomie l'est à la
chirurgie. Les instrumens de la première sont
susceptibles du plus grand bien ; mais malheureusement, on ne les employe pas avec la
même certitude que ceux de la seconde.

Section 2.ème

De la Maladie.

La maladie est, dit-on, un état contre nature , dans lequel une ou plusieurs fonctions du corps sont lésées, où l'existence est
troublée par des révolutions plus ou moins
remarquables, qui affectent, communément,
le physique ou le moral, et plus ordinairement
les deux ensemble. Mais par cet état contre
nature, on ne doit point supposer une manière d'être contraire à la nature, mais seulement une action de la nature qui est hors
des limites de la loi, en vertu de laquelle elle

tend à la conservation du tout ; car , en effet , un état contre nature , conçu dans un sens rigoureux , ne peut exister , la maladie n'est qu'une diminution ou une augmentation de forces : dans le premier cas , la nature se trouve opprimée par la privation des substances vivifiantes qu'elle ne peut s'assimiler ; dans le second , elle combat contre ces substances qui n'ont point l'homogénité convenable , et cherche à les expulser ; ensorte que de ces deux modes d'action , il résulte en quelque manière , par rapport à la nature , deux espèces de maladies ; l'une active , et l'autre passive.

La maladie sous cette définition générale, comprend les deux grands modes d'action ; mais il y a des maladies locales, où l'influence du système n'a que peu ou point de part, et relativement auxquelles, néanmoins, la médecine agit souvent comme si elle avait le même but. Dans quelques cas , cette conduite peut être juste avec des modifications ; c'est-à-dire , lorsqu'on ne voit la localité que comme foiblement subordonnée au principe général, et qu'on agit en conséquence , parce que la nature dans un état actif ou passif , demande toujours, dans ces sortes de cas, des secours très-urgens. Telle est l'histoire de la plupart des maladies chirurgicales, comme les tumeurs, les diverses inflammations, dans lesquelles la nature n'agit souvent qu'à son détriment. Il existe donc deux espèces principales de maladies, par rapport au mode ; l'une active, qu'on appelle espèce aigue, l'autre passive, qu'on appelle chronique. Chaque espèce particulière peut avoir, dans quelques cas, deux modes différens, avec lesquels la nature ne se comporte pas également ; ce qui constitue les maladies essentielles, et les maladies symptômatiques. -

Section 3.ème

Ce qui compose la Maladie.

La nature seule compose dans quelques cas la maladie ; mais souvent elle se joint à une cause qui lui est étrangère.

D'après la définition que nous en avons donné dans la section précédente, il résulte que, toutes les fois que l'équilibre est rompu,

la maladie existe , soit que la nature opprime
ou qu'elle soit opprimée , et qu'il y ait dans
les forces vitales trop d'action , ou défaut
d'action.

On doit comprendre dans la classe des maladies que la nature seule peut composer
toutes les révolutions spontanées qui s'opèrent
dans les différentes périodes de la vie, qu'*Hyppocrate* a divisées le premier en révolutions
de sept années, qu'il appelle climateriques. Il
paraît effectivement , que chaque âge a des
maladies qui lui sont absolument propres ,
et qui n'ont pour causes que les seuls efforts
de la nature, dont le dessein paraît être de
changer la constitution , et de faire vivre
l'homme sous une autre loi , en lui donnant une nouvelle impulsion. Le physique et
le moral sont assujettis à ce changement. Les
idées naissent avec les formes, l'esprit et la
matière croissent d'un pas égal.

Il est dans l'ordre des choses de finir quand
on a commencé ; l'homme serait-il assez heureux pour échapper à tous les dangers qui
l'environnent, il n'en succomberait pas moins
sous les efforts de la nature , parce que son
organisation se brise insensiblement contre

ces mêmes efforts, souvent multipliés ; cette vérité est prouvée par une infinité d'exemples. L'homme qui abuse de sa santé par un emploi exagéré de ses forces morales et physiques, ne doit pas s'attendre à une aussi longue vie que celui qui ne fait jamais violence à la nature, qui n'écoute que sa voix et ne suit que ses mouvemens.

Les maladies composées de la nature et de quelque cause hétérogène s'expliquent aisément ; si elles sont de l'espèce aigue, on observe un combat plus ou moins violent entre elle et cette cause. Son intention paraît être de refuser l'assimilation à des principes avec lesquels elle ne peut sympatiser pour concourir à la conservation de l'être ; je dis pour concourir, car la vie dépend peut-être moins d'un assemblage de principes parfaitement homogènes que dissemblables, mais disposés seulement dans une certaine concordance. Les efforts de la nature, comparés aux effets des substances que la chymie analyse et décompose, pourraient plutôt nous faire soupçonner l'homogénité des principes que leur contrariété ; car on sait, d'expérience certaine, que plus une substance a d'affinité avec une autre, plus leur union se fait avec effervescence.

Dans les maladies aigues, la fièvre est-elle autre chose qu'une effervescence des humeurs? et le résultat de cette action ne tend-il pas à former un nouveau *composé* qui devient étranger à la nature, à l'action duquel elle succombe quand ses forces ont été trop absorbées, mais duquel elle triomphe, quand après avoir saturé le mode elle se trouve encore assez agissante pour exciter une crise par laquelle elle s'en débarrasse. Nous sommes trop ignorans en pathalogie, nous connaissons trop peu les véritables causes des maladies pour pouvoir pousser cette question jusqu'à l'évidence ; mais une seule où il n'est pas permis de se tromper, que nous distinguons avec facilité, et sur laquelle il est toujours de la dernière importance de se fixer, c'est l'état de ce concours de forces agissantes que nous avons nommé *nature.*

L'art, dans la manière de combattre les maladies, vient à l'appui de l'opinion que nous venons d'établir sur la disparité des principes constituans de notre organisation ; car les remèdes dits antiputrides, antiphlogistiques, délayans, ne sont que des intermèdes qu'on oppose à des substances qui tendent à s'unir.

Ce sont autant de véhicules dont on enveloppe les causes agissantes, afin de mettre entre elles un mur de séparation pour qu'elles n'abandonnent pas celles avec qui elles se trouvent en rapport, pour conspirer à la conservation des forces de la vie.

La nature, considérée comme partie constituante de la maladie, doit être rigoureusement envisagée sous les deux points de vue qui lui sont propres, c'est-à-dire, comme faculté physique et faculté morale; car l'étude de l'homme, tant en santé qu'en maladie, nous prouve non-seulement que ces facultés vont toujours ensemble, mais encore que tantôt l'une domine et tantôt l'autre. *Hypocrate a dit : il y a une faculté, et il y en a plus d'une.*

La force morale de l'homme, qui se place à la tête de tous les animaux, n'a point été examinée avec assez d'attention par les médecins, néanmoins les privilèges que la nature lui accorde sont tellement au-dessus de ceux du physique qu'on ne pourrait établir entr'eux aucune espèce de comparaison. La force physique du bœuf est domptée par la force morale d'un enfant, qui l'attache au joug et l'oblige à marcher devant lui. Ce n'est pas à la loi du plus fort, mais à celle du plus sage que les hommes se sont soumis. Que peut enfin la force physique d'un seul contre celle de dix ? Il n'en est pas de même de la force morale, celle d'un seul peut subjuguer celle de mille. C'est la force morale qui a établi les empires, c'est elle qui les gouverne. Les machines qu'elle emploie pour en garantir la propriété, telles que le fusil, l'épée, le canon, etc., sont entièrement dues à ses effets ; il y a moins de disparité entre l'invention de l'alumette et celle des balons qu'il n'y en a entre la force physique et la force morale. Pourquoi donc la médecine est-elle toute matérielle ? Il n'est pourtant pas plus difficile au médecin philosophe de purger l'esprit que le corps ; les moyens sont sans doute différens. Ce n'est pas avec un gros de rhubarbe ou un gros de quinquina qu'on y parvient, mais en fixant les idées du malade, en appaisant les troubles de son imagination, en portant le calme et la sérénité dans son ame, en plaçant enfin l'individu dans la position où il doit être, relativement à l'étendue de son moral ; si cette science n'est pas celle de l'école, c'est au moins celle de la nature, sans laquelle on ne saurait être médecin.

La confiance des malades pour leurs médecins, dont les effets heureux sur la santé ont été observés, ne permet pas de douter de ce que j'avance. Combien n'ont pas dû leur rétablissement aux soins d'un médecin de réputation qu'ils désiraient, quoiqu'il n'eût rien donné de plus que celui qui les traitait auparavant! et combien d'autres dont la pusillanimité a causé la perte! L'observation suivante est une preuve frappante de cette vérité.

Un jeune homme de vingt-quatre ans, susceptible d'une grande pusillanimité, avait un bubon au côté droit qui s'abseda et qui donna lieu à un ulcère qui devint en peu de jours d'une bonne qualité. Ce malade vit quelqu'un qui avait une plaie gangreneuse à la cuisse, ce qui l'affecta beaucoup, s'imaginant que le même sort lui était réservé, ensorte qu'il se tourmenta de cette idée pendant toute la nuit. Le lendemain je trouvai sa plaie livide et plombée avec quelques points gangreneux dans lés bords. Je lui demandai ce qu'il avait fait d'extraordinaire qui eût donné lieu à un changement si subit; ceux qui étaient auprès de lui me répondirent qu'il s'était chagriné toute la nuit. Alors je me doutai qu'il avait l'esprit frappé, et je fis mes efforts pour le rassurer. Il continua toute la journée à se tourmenter, le soir la gangrene était dans toute l'étendue de l'ulcère quoique le matin j'eusse employé les moyens propres à la prévenir. Je lui observai encore que sa seule crainte faisait tout le danger de sa maladie, et que s'il se rassurait sur son état, je lui promettais qu'il serait guéri avant quinze jours. Mes promesses le tranquillisèrent la nuit suivante, et le lendemain je trouvai la plaie dans un meilleur état ; la gangrene était finie et tout annonçait la fin du désordre ; mais l'esprit, quoique rassuré, n'avait point perdu sa pusillanimité, et il y avait à craindre les rechutes. Effectivement elles arrivèrent, il passa quinze jours dans une alternative de bien et de mal, au bout duquel tems il succomba. Toutes les fois que le malade pouvait rassurer son esprit, l'ulcère devenait beau ; quand il se tourmentait la gangrene le travaillait aussitôt avec une rapidité étonnante ; de manière que la somme du mal surpassait toujours de beaucoup celle du bien qui lui succédait, et que l'ulcère s'aggrandissait de plus en plus. Cette observation prouve que le moral compose la maladie, qu'il

la compose plus,dangereusement dans un âge
que dans un autre, à raison qu'il est plus ou
moins développé. L'enfance et la vieillesse se
touchent en quelque sorte du côté du moral;
aussi voyons-nous que les vieillards dont l'esprit est tout-à-fait perdu vivent après cette
révolution plus long-tems que leur constitution ne semblait le faire espérer, sans doute
parce que leurs maladies ont une cause de moins
dans leur composition. Le moral comme le
physique a ses maladies, et il est de la plus
grande importance de ne pas perdre cet objet
de vue. La médecine n'est pas si matérielle
qu'on se l'imagine généralement. J'ai toujours
été persuadé, dit *M. Roussel* dans son Systême physique et moral de la femme, que ce
n'est que dans son sein qu'on peut trouver
les fondemens de la bonne morale, et que si
rien peut conduire la médecine à sa perfection, on devra cet avantage à l'attention qu'on
aura de ne jamais perdre de vue ce ressort
intérieur qui régit les êtres animés. Les anciens médecins n'ont peut-être pas été assez
convaincus de cette vérité; voilà vraisembla-
blement pourquoi il y eut si peu de relation
entre ces derniers et les anciens philosophes.

C'est peut-être aussi la raison qui fait que dans leurs recherches ils se sont trouvés les uns et les autres conduits à des résultats qui ne sont pas toujours justes. Il a dû être difficile aux uns d'évaluer exactement les facultés morales de l'homme, sans connaître l'influence qu'a sur elle son organisation physique. Les autres ont dû faire bien des faux pas en se préoccupant trop des causes matérielles des maladies, et en ne considérant pas assez la liaison que la plupart des dérangemens de notre corps ont avec les affections de notre ame.

Si des philosophes qui ont fait de la morale le principal objet de leurs méditations ont cru devoir connaître l'organisation physique de l'homme; quelques médecins n'ont pas cru pouvoir donner à leurs connaissances médecinale de base plus solide que la morale.

Parmi les médecins modernes, *Stahl* est celui qui a le plus insisté sur le moral, lorsqu'il a développé les causes de nos affections corporelles, en faisant de l'ame le principe de tous nos mouvemens vitaux. Il a renversé la barrière qui séparait la médecine et la philosophie. D'après ses dogmes, il n'est pas permis d'être médecin sans connaître le jeu des

2

passions, l'influence des habitudes et la diffé-
rence qu'il y a entre une machine active dont
tous les mouvemens sont spontanés, et une
machine mue par un enchaînement de ressorts
inanimés. Son systême doit à jamais laver les
médecins des imputations de matérialisme,
dont l'ignorance maligne de leurs ennemis les
a quelquefois chargés, ou auxquels la légéreté
imprudente de quelques-uns d'entr'eux peut
avoir donné lieu. Si son systême est le plus
orthodoxe, il est aussi le plus vrai, le plus
simple et le plus conforme aux faits.

S E C T I O N 4.ème

*De quelle manière l'art doit venir au secours
de la nature dans la curation des Maladies.*

Réprimer la nature quand elle est trop agissante, et l'aider quand elle est trop faible, voilà
le grand précepte de la médecine pratique.
Mais pour parvenir à l'un et à l'autre but, il
faut savoir bien distinguer les cas où véritablement elle est trop active d'avec ceux où elle

ne l'est pas assez ; comme ces divers états sont toujours relatifs, et qu'il y a un concours de choses desquelles il faudrait nécessairement être instruit pour ne pas les confondre, ainsi que pour assigner les limites de l'art ; il s'ensuit qu'on ne peut pas toujours se promettre d'agir avec une parfaite connaissance de cause.

L'empirisme est ici d'une grande ressource à la médecine, car tout médecin sage n'agit point quand il doute, ce qui lui arrive souvent ; ou s'il agit ce n'est qu'après une expérience qui l'autorise à cela, mais qui n'a pas été calculée *à priori*.

Persuadé des bons offices de la nature, il attend toujours beaucoup d'elle, et s'attache à l'imiter dans ses mouvemens, mais sans jamais perdre de vue l'état de ses forces, car il sait que quand elle a commencé à se laisser subjuguer, sa ruine est certaine s'il ne lui prête d'heureux secours qui puissent la ranimer. *Hyppocrate* avait grande attention de soutenir les forces des malades, et s'attachait, pour régler leur régime, aux habitudes qu'ils pouvaient avoir en santé ; s'ils mangeaient beaucoup il était moins sévère sur la diete. Je pense, dit *M. Pergilhe* avec le célèbre *Sydenham*, qu'en général on ne sent pas assez le prix des forces. On les épuise sans songer qu'elles seront nécessaires pour soutenir les fatigues du traitement.

L'art est borné dans ses pouvoirs, et sa conduite doit être imitative ; mais il se rencontre cependant des cas où il doit s'écarter de cette règle, comme dans la plupart des maladies locales. Des secours actifs et précipités peuvent dans bien des cas empêcher une maladie de devenir funeste ; comme dans la morsure de la vipère ou de quelque animal enragé. En incisant, en extirpant ou cautérisant la partie, on empêche le venin d'étendre son action, mais si ces opérations ne se faisaient pas immédiatement après que la morsure a été faite, ou du moins peu de tems après, elles deviendraient absolument inutiles, parce que le foyer d'infection aurait développé son mode et formé une sphère d'activité qu'il ne serait plus possible de comprendre dans une opération de cette espèce.

Les maladies locales ont donc besoin d'être soumises à une autre règle de conduite de la part de l'art, et la science qui les concerne, quoiqu'également fondée sur la pratique, peut néanmoins établir ses dogmes *a priori*. Il est des cas où les maladies sont subordonnées à une cause générale ; mais la nature qui agit uniformément et qui distribue également ses forces dans tout le systême, n'en serait pas moins subjuguée partiellement ; l'art doit donc ici s'attacher à soumettre ces causes à l'action de la nature, en les déplaçant du lieu où elles s'étaient fixées, et les portant dans le grand foyer, ces résolutions s'opèrent quelquefois, à dire vrai, par les seules forces de la nature, mais dans la plupart des cas, l'évènement en est funeste, parce que la nature s'est constituée en efforts trop grands pour soutenir long-tems son rôle ; telle est l'histoire des Métastases, dont le plus grand nombre tournent au détriment des malades.

Si l'art, pour venir au secours de la nature, croyait devoir agir sans consulter ses forces, ses pouvoirs et ses habitudes, il irait contre ses propres intentions, car il est bien positif qu'une conduite qui ne s'accorderait pas avec toutes ces circonstances serait absolument opposée à la marche de la nature qui dirige toujours ses efforts vers la santé. Plus la maladie

est aigue, a dit *Hyppocrate*, plus la nourriture doit être légère et aqueuse. Elle doit être
extrêmement faible dans le plus fort du mal,
on ne doit point en donner dans l'accès, ou
quand les extrémités sont froides; mais on
doit attendre que la fièvre soit passée ou du
moins relâchée; on en donnera plus ou moins
souvent, suivant l'habitude que le malade avait
de manger peu ou beaucoup, lorsqu'il était en
santé. Comme les personnes âgées et celles qui
vivent dans les pays chauds ont moins besoin
de nourriture que les jeunes gens et les habi-
tans d'un pays froid, il faut avoir égard à la
saison, au climat et à l'âge du malade, aussi
bien qu'à sa manière de vivre dans le régle-
ment de sa nourriture; enfin il y a plus de
danger d'user d'une nourriture faible que d'une
nourriture forte, et c'est pour cela que ceux
qui, dans leur santé, suivent un régime trop
austère sont dans l'erreur.

Cette doctrine est non-seulement celle d'*Hyppocrate*, de *Gallien*, de *Sydenham*, et de
Boerrhaave, mais elle est celle de tous les médecins qui se sont fait une loi de l'étude de la
nature, et qui ont su reconnaître les limites
de l'art; par conséquent elle a été et sera de

tous les tems et de tous les lieux pour tous ceux qui voudront établir l'art de guérir sur les observations de la pratique et non sur l'illusion des systêmes.

S E C T I O N 5.ème

Nécessité de la méthode prouvée par le résultat des sections précédentes.

Reconnaître une faculté active qui conspire à la conservation de la vie, savoir que la maladie a un but contraire, être assuré qu'elle n'est dans quelques cas que cette faculté trop augmentée ou trop affaiblie, dans d'autres une de ces mêmes facultés jointe à des causes étrangères ; enfin avoir prouvé que l'art ne devait que réprimer la nature et l'aider dans l'autre ; n'est-ce pas avoir démontré la nécessité de la méthode ? Si avant d'entreprendre le traitement d'une maladie quelconque il faut calculer toutes ces règles et voir jusqu'à quel point elles doivent nous permettre d'agir, n'est-ce pas prouver que tous les remèdes, même spécifiques, s'il en est, sont subordonnés à des règles d'administration hors desquelles on ne peut en attendre aucun succès.

La méthode est donc la science par excellence de la médecine, c'est elle qui éclaire le praticien sur la conduite qu'il doit suivre dans le traitement des maladies et qui le rend habile dans les pronostics. L'empirisme éclairé par la méthode ne mérite pas l'outrage dont on l'accable : il se montre victorieux dans la carrière de la médecine ; il ne craint ni l'audace des systêmes, ni l'entêtement de la routine. Tout médecin, après avoir bien calculé la position d'un malade, et après l'avoir comparée aux secours que l'empirisme lui offre, est en état de prédire, à peu de chose près, l'évènement de la maladie ; sans cet examen préliminaire, il errera presque toujours dans ses pronostics, et flétrira l'art de son ignorance.

La chirurgie, si brillante dans ses succès, si lumineuse dans ses progrès, si simple et si précise dans ses maximes, si réservée dans ses systêmes, indique la marche à la médecine, et lui donne la conduite qu'elle doit tenir. Si quelque corps étranger a pénétré dans une capacité quelconque, elle en assigne la posi-

tion par la nature des symptomes qui sur-
viennent; elle porte son pronostic et se décide
à agir ou à attendre. Si elle juge que la nature
puisse seule réparer le désordre, ou que les
efforts deviendraient impuissans et achemine-
raient même le malade vers sa perte, elle attend; dans la circonstance contraire elle agit;
elle attaque le corps étranger, l'extrait ou le
détruit, et laisse ensuite à la nature le soin de
réprimer le dégât; elle surveille seulement
à ce que des causes nouvelles ne viennent point
la troubler dans ses efforts. Cette surveillance
est d'autant plus nécessaire que l'expérience
prouve qu'un corps malade est toujours dis-
posé à l'être davantage par l'effet des causes
extérieures et autres qui agissent sur lui. Il y
a pour l'homme malade une sorte de médecine
prophilaitique qu'il faut bien connaître, et qui
consiste moins dans ce qu'on appelle *régime*
que dans un concours d'autres circonstances
liées en quelque sorte à sa constitution; telles
que les habitudes morales et physiques dont
on ne se sèvre jamais avec impunité, parce
que la nature s'en est fait un besoin pour la
conservation de la santé. J'ai déjà dit ailleurs
que l'art ne guérissait point les maladies, que

c'était la nature ; il lui prête quelquefois d'heureux secours, mais s'ils tendent sans nécessité à affaiblir les forces de la vie, tout est
perdu ; il faut alors que la nature succombe,
par la raison que ses ressources étant épuisées,
elle ne peut plus vaincre les obstacles ; c'est
pourquoi nos vues ne doivent pas seulement
se borner à attaquer la cause primitive du mal,
mais elles doivent tendre encore à soutenir
les forces de la vie, et les réparer même à mesure que la maladie les détruit, parce que c'est
toujours par elle que les cures s'opèrent, et
qu'il suffit de leur ménager la supériorité pour
rendre la nature triomphante ; or, quand on
s'aperçoit, dans une maladie quelconque, que
les forces de la vie diminuent insensiblement
chez le malade, et qu'on est en droit d'attribuer cette diminution à l'action des remèdes,
il n'y a pas à balancer, il faut les quitter, res-
taurer le malade, traiter doucement les simp-
tômes, s'il en existe, et attendre que les forces
soient revenues pour reprendre le cours du
traitement. Cette règle néanmoins convient
moins aux maladies très-aigues qu'à celles qui
tiennent le milieu entr'elles et les chroniques ;
telles par exemple que les maladies vénériennes

en général. Il est positif que dans cette espèce il n'y a rien à braver.

Je terminerai ce chapitre par la citation d'un passage de la préface de *M. Lorry*, qu'on trouve à la tête de la traduction de l'ouvrage de *M. Barker*, sur la conformité de la médecine ancienne et moderne dans le traitement des maladies aigues. « *M.Barker*, dit-il, n'a
» suivi la conformité de la médecine ancienne
» et moderne que sur les maladies aigues et
» sur la méthode de les traiter. En effet ces
» maladies présentent un tableau plus vif de
» l'action de la nature; toutes les forces con-
» centrées vers un seul objet, une activité en-
» tière, un succès prompt, et par conséquent
» moins de place pour le doute et pour l'hé-
» sitation; mais cette conformité est la même
» pour les maladies longues, entre les méde-
» cins anciens et les modernes. Les instru-
» mens avec lesquels on remplit les indica-
» tions, sont sans doute perfectionnées ; mais
» si les vues sont parfaitement les mêmes,
» le fonds de l'art est uniforme. »

En effet ces maladies ne guérissent que par l'activité de la nature; sans elle tout est inutile, Hyppocrate l'a prononcé ; il est vrai qu'au premier coup-d'œil il semble qu'on soit en droit de lui reprocher son peu d'efforts. Dans une partie des maladies chroniques, elle paraît indifférente à la guérison ; dans les autres au contraire, ses efforts même sont pernicieux et hâtent la perte du malade; quant aux maladies dans lesquelles elle paraît indifférente, *Hyppocrate* pose pour principe que plus la nature est faible , plus la maladie doit être longue , et ce principe est évident ; cette faiblesse de la nature peut dépendre ou de ce que son activité est enchaînée dans sa source ; comme lorsque la cause attaque la tête, la poitrine, l'estomac ; ou de ce que la maladie est placée hors du centre de l'action de la nature, telles sont les maladies qui n'attaquent que les parties lymphatiques.

Quelques maladies lymphatiques sont, sans doute, placées hors du centre de l'action. Les maladies vénériennes sont dans ce cas , et voilà pourquoi les traitemens locaux ont souvent été suffisans pour leur curation ; parce que la nature avait assez d'activité par elle-même pour expulser de son domaine le virus qui avait cherché de s'y introduire ; mais ces sortes de cas sont difficiles à juger ,

et la prudence exige que l'art augmente t'ou-
ours un peu l'action de la nature.

La méthode est donc fixée sur une base im-
muable ; elle est une, elle a existé dans l'enfance de la médecine et elle existera toujours
dans le même état de simplicité, car tel est
le propre des principes sur lesquels elle est
établie ; ils sont si clairs et si faciles qu'ils
peuvent être conçus par les esprits les plus
grossiers et les moins accoutumés à réflé-
chir.

CHAPITRE II.

De la constitution naturelle de l'homme.

On entend par constitution naturelle cette
manière d'être dans laquelle l'homme jouit
dans les divers âges de la vie, de tous les pri-
viléges de la santé, dans le dégré qui convient
à son organisation particulière; mais comme
deux facultés essentiellement différentes concourent à ce but, et que quand l'une d'elles
est tombée, la santé se dérange, de même que
si elles l'étaient toutes les deux. Nous exami-
nerons la constitution relativement à ces deux
facultés, c'est-à-dire, sur le rapport qu'elle a
avec le moral et le physique. Mais comme un
grand nombre de physiologistes éclairés par
la physique et la chymie moderne ont écrit
sur cette dernière faculté, je vais me borner
à proposer quelques réflexions sur le moral,
étayées de quelques faits de pratique.

Section 1.ère

Du Moral.

~~~~~~~~~~

Le moral a sa constitution particulière comme le physique, puisqu'il a sa manière d'être, mais elle échappe à nos sens, la raison seule nous l'indique, elle-même en est un effet.

Si le moral dépendait essentiellement de la matière, et que les forces lui donnassent l'impulsion, il s'ensuivrait que l'homme le mieux constitué serait aussi celui qui aurait le plus d'esprit et de raison, et en vérité cela ne serait pas juste : aussi la nature, qui est une mère sage, a-t-elle agi différemment, et nous voyons très-communément de belles qualités de l'ame et de l'esprit renfermées dans de vilains corps. Il paraît même, et c'est une observation générale, qu'elle cherche à dédommager des imperfections du corps par les perfections de l'esprit ; or, le moral n'a rien de commun avec le physique dans ce qui concerne leur nature. Cette qualité toute spirituelle nous vient du
~~~~~~~~~~

créateur, et nos regards ne peuvent pénétrer jusqu'à lui ; nous devons nous borner seule_ment à examiner les effets de cette cause incompréhensible.

Le moral est susceptible d'éducation, et commence d'exister dans un état brut ; c'est le poli que nous lui donnons qui le rend propre aux différens usages auxquels nous l'employons. On peut judicieusement le considérer sous deux points de vue différens, comme volontaire et comme involontaire ; dans le premier cas il agit comme moral d'éducation ; dans le second comme moral inné ; cette division qui est très-juste, comprend tout ce qu'il y a de sage, de vicieux, d'admirable, d'horrible, de grossier, d'insidieux ; enfin elle explique toutes les vertus et tous les vices dont il est susceptible.

Le moral volontaire ou d'éducation est presque toujours le résultat d'une action modérée ; la cause en mesure toutes les données, et les effets en sont dirigés d'après l'opinion qui gouverne : de là toutes les vertus que les hommes admirent, de là aussi tous les vices qu'ils abhorrent ; ce n'est pas que l'enthousiasme, cette espèce de délire ne s'y mêle ;
très-

très-souvent, mais alors cet état du moral cesse en quelque sorte d'être volontaire dans sa cause, quoiqu'il le soit dans son effet ; le moral involontaire ou inné se remarque dans les passions vives, sur-tout dans celles de l'amour dont les effets sont quelquefois terribles dans la mélancolie, qui porte au dégoût de l'existence et qui conduit souvent au suicide ; enfin dans la manie, le délire et l'imbécillité qui sont autant d'états subordonnés à une cause absolument indépendante ; car il n'est pas plus au pouvoir d'un homme d'être raisonnable, quand il est réellement fou, qu'il ne l'est d'être fou quand il est réellement raisonnable.

C'est une vérité constante, reconnue de tous les hommes, que le moral influe sur le physique, et celui-ci sur le premier ; mais les bornes respectives de cette influence ne sont point également connues, et pour fixer son point de vue sur la constitution, il faudrait que ces limites fussent circonscrites, et qu'il y eut des signes sensibles auxquels on pût les reconnaître. Malheureusement il n'en existe point sur lesquels nous puissions compter. Toutes les données de cette concordance sont absolument précaires, souvent illusoires, et ne laissent à l'esprit qu'un grand fond d'incertitude, où le jugement le plus sain va souvent échouer. Il n'y a d'autre règle que celle qui nous vient de l'expérience, qui est longue à se former, et qui chez certains esprits ne se laisse pas même soupçonner. Le génie observateur, pour qui elle paraîtrait facile, a souvent de la peine à s'approcher du but, plusieurs causes extérieures influent sur le moral et le constituent; savoir l'état, les habitudes, l'air, le climat, la façon de vivre, les événemens de la vie, l'âge et le sexe.

L'esprit de l'état que les hommes pratiquent les suit partout; leurs manières, leurs actions s'accordent avec lui. On connaît souvent à la démarche, aux postures et à la figure, qu'un homme est de tel état; il semble que le moral façonne les formes aux grimaces et aux attitudes dans lesquelles elles ont besoin d'être souvent exercées; qu'on voie un homme marcher avec activité sans fixer personne, faire des gestes ou des grimaces, on le soupçonne d'être poëte, musicien ou comédien, et l'on ne se trompe pas souvent. Un autre va la tête baissée, marche lentement, a la figure allongée, parle seul, et grogne toujours; à coup sûr

c'est un philosophe, un économiste ou un auteur. Un troisième a un air tout radieux, sourit
gracieusement à tout le monde ; c'est un petit
maître, un diseur de rien, un danseur, et
souvent un sot. Un quatrième porte les épaules
en arrière, a la démarche fière, fait de grands
pas, et se tient roide comme un bâton, à coup
sûr c'est un officier d'infanterie, ou un soldat.
Enfin, il n'est point d'état que quelqu'un qui
connaît le monde, ne puisse deviner à l'allure
des hommes ; mais cette connaissance est bien
plus aisée à acquérir en les examinant dans
leurs actions, dans leurs opinious, et dans
leurs plaisirs.

Les habitudes avaient beaucoup fixé l'attention d'*Hippocrate*, et ce n'était pas sans fon-
dement. La nature se fait à tout ; elle établit
souvent la base de la santé sur les choses en
apparence les plus contraires. Qu'un homme
ait l'habitude du jeu, et qu'on l'empêche de
jouer, il devient triste, morose, s'ennuie partout, rien ne lui plaît ; il perd l'appétit, le
sommeil, et tombe en langueur. Un jeune
homme, grand joueur, avait été renfermé par
sa famille à cause de son dérangement, il devint fou ; on le fit sortir, et on lui présenta

des cartes ; il joua tout seul d'abord, et la tête commença d'être plus tranquille ; on fit la partie avec lui, et son bon sens revint à mesure ; en moins de deux mois il l'avait parfaitement recouvré. Un tailleur était habitué à prendre beaucoup de café, d'eau-de-vie et de tabac ; il était facétieux, faisant des niches à tout le monde, on le renferma dans une maison de force, où on lui diminua considérablement la ration du café. Il perdit sa gaieté, devint abattu, et la démence en fut la suite : on le remit à ses habitudes, l'esprit lui revint, il se porta bien par la suite. Un soldat est tapageur et ivrogne ; on le met au cachot, il jure d'abord, il peste, il devient morne, ensuite la fièvre le prend ; on le conduit à l'hôpital, il y meurt. Les effets des habitudes, tant sur le moral que sur le physique sont très-connus ; mais je pense qu'on n'y a point assez d'égard dans le traitement des maladies. *Hippocrate* en a cependant fait un précepte de pratique.

L'air influe sur le moral comme sur le physique ; on est ordinairement plus guai à la campagne qu'à la ville ; les idées y sont plus nettes ; les poëtes y vont composer leurs ouvrages, les philosophes leur morale. *Rousseau* n'était jamais plus éloquent que lorsqu'il courrait les champs. *Yung* composa ses Nuits, en respirant l'air méphetique des cimetières ; le climat se combine sans doute avec l'air pour opérer sur le moral ; mais l'effet n'en est pas toujours sensible. La gaieté française, la gravité espagnole, la boufonnerie italienne , la fermeté allemande, la sévérité anglaise, sont autant de variétés morales , qu'on ne peut attribuer qu'à l'influence des climats.

La manière de vivre est une espèce d'éducation morale, quand elle est posée sur une base stable. Elle comprend les exercices de l'esprtt plus que les habitudes du corps. Il y a des personnes qui ne digèrent qu'après avoir passé deux ou trois heures dans leur cabinet ; à d'autres, la méridienne est nécessaire pour le même travail ; et l'on pourrait même dire qu'il y a des gens qui n'ont de l'esprit qu'en digerant, ou en dormant. A travers l'extravagance, on trouve souvent un fonds d'esprit peu commun ; l'imagination ne quitte guère ses bornes , sans se surpasser dans les figures qu'elle établit ; un homme rêve qu'il n'est plus , certainement il extravague, cependant ce rêve est la preuve la plus complette de l'existence de son ame, suivant *Descartes*, qui, par cette raison, concluait qu'il était moins sûr de celle du corps; car, disait-il, si l'ame a pu me tromper, en me faisant croire, quelques minutes, que mon corps n'existait pas, qui pourra m'assurer qu'elle ne me trompe pas également, en me donnant l'idée de son existence? Au lieu qu'elle est absolument infaillible, par rapport à la sienne. Cependant, rigoureusement parlant, ce n'est qu'un sophisme adroit que *Moliere* a tourné en ridicule, en disant qu'il fallait douter de tout. Les événemens de la vie influent tellement sur le moral, qu'on voit souvent des hommes changer entièrement d'idées, et ne conserver que le fond de leur caractère; une révolution qui affecte vivement, trouble l'esprit, et le place dans telle ou telle position qu'il n'aurait pas connue sans elle. Tels sont les effes du moral affecté par la joie ou le chagrin, un homme est pauvre, humble et ignorant; devient-il riche? aussitôt il lève sa tête altière, l'orgueil s'y loge, et quelquefois le savoir. Tel autre était riche, vain, suffisant, transcendant; il épiloguait, persiflait, c'était un petit Momus; il devient pauvre, hélas! il est rampant, triste, hébété, et ce n'est plus lui.

L'âge change le moral comme le physique, et les années climatériques d'*Hippocrate* peuvent à tous égards, convenir à l'un comme à l'autre.

Le moral d'un sexe n'est pas celui de l'autre ; le principe en est le même ; mais les conséquences en sont différentes. Il faut lire à cet égard le système physique et moral de la femme, par M. *Roussel*, pour en voir toutes les nuances. La force morale de la femme tient à sa force physique ; et comme ce sexe est généralement moins propre aux travaux du corps ; il doit l'être également à l'égard de ceux de l'esprit. Ce n'est pas qu'en général les femmes qui ont reçu de l'éducation, et qui ont l'usage du monde , n'aient infiniment d'esprit , je pense même, à cet égard, qu'elles peuvent être prises pour modèles ; mais ce genre d'esprit n'est qu'une petite fleur placée dans des têtes trop délicatement organisées ; il n'est qu'un faible accessoire de la force morale, qui n'est que l'apanage exclusif de l'homme, et qui va de pair avec la force physique.

CHAPITRE III.me

Observations diverses, relatives au traitement et à la guérison des maladies vénériennes.

Les systêmes, les préjugés et l'opinion, quoique rivaux de la vérité, ne sont point de durée; il arrive toujours un tems où cette dernière prend le dessus : mais l'observation la plus exacte a constamment prouvé que cela n'arrivait que d'une manière lente et insensible. L'erreur, quelque funeste qu'elle puisse être, demande à être ménagée; on ne la brusque pas impunément ; et pour faire goûter une nouvelle découverte, il faut autant de force que de courage. *Aquapendente* n'osa divulguer en Italie, par la crainte de l'inquisition, la nouvelle doctrine de la circulation du sang, qu'il avatt apprise du moine *Servite Fra Paolo,* Il fut contraint de la communiquer en secret à *Hervée* qui était alors son disciple, qui éprouva

lui-même beaucoup d'opposition en Angleterre.
Galilée fut enfermé cinq ans dans les prisons
de l'inquisition pour avoir soutenu le système
de *Copernic* , et il fut obligé de se retracter
de son opinion pour en sortir. Le pape *Za-
charie* a condamné comme hérétiques ceux
qui disaient qu'il y avait des antipodes. Combien a-t-il fallu de tems à l'émétique pour
se mettre en crédit ? Flétri par un arrêt du
parlement, comme un poison , nous serions
aujourd'hui privés de ce grand remède , s'il
n'ent pas eu un succès merveilleux , en sau-
vant la vie à Louis XIV. Un médecin appliqué
et uniquement occupé de la guérison des malades , travaille-t-il à trouver ou quelque nouvelle méthode , ou quelque nouveau remede ?
Des voix confuses s'élèvent de toutes parts ,
qui crient au *charlatan* , à l'imposteur.

La vaccine est une découverte sans doute,
précieuse à l'humanité ; mais le tems de son
apothéose n'est point encore venu. Laisons
expirer l'envie, le tems en triomphe, la vérité
seule est inaltérable.

Il y a trois cents ans que la maladie vénérienne existe , et il y a autant de tems qu'on
cherche la véritable manière de la guérir. C'est

aussi sur cette maladie que mes recherches se sont étendues ; je pense que , pour pouvoir la traiter efficacement et d'une manière compatible à tous les états de la constitution , il ne s'agit que d'abandonner la routine , de douter des dogmes établis dans nos livres, et de se laisser conduire par ses yeux et par sa raison. Je pose en fait qu'il n'est aucune maladie dont le traitement soit plus aisé , plus clair et plus assuré , qui ait des principes plus positifs , plus évidens et plus simples , et parconséqnent , plus propres à subjuguer tous les esprits. Ce n'est pas dans de grandes théories qu'il faut aller les chercher , qu'on prenne l'observation et l'expérience pour guider; qu'on s'abaisse quelquefois jusqu'à l'empyrisme , tout décrié qu'il est , et l'on trouvera toutes les ressources nécessaires ; je vais offrir une suite d'observations qui concourent à prouver cette vérité.

Après les grands hommes qui ont écrit sur cette maladie , il semble que cette matière devait être portée à son dernier degré de perfection ; cependant malgré leurs recherches et leurs lumières , l'erreur commune a subsisté , et s'est accréditée en raison de leur célébrité.

La persuasion intime qu'ils avaient tout connu, tout examiné, tout approfondi, a arrêté l'émulation de ceux qui auraient voulu tenter de nouvelles découvertes ; et s'ils en ont fait, ils n'ont osé les mettre au jour, tant les erreurs des grands hommes sont dangereuses.

J'ai osé franchir la barrière, et l'envie d'être utile m'a fermé les yeux sur le danger. Semblable aux navigateurs qui n'ont en vue dans leurs voyages que de tenter de nouvelles découvertes, j'ai pris une route différente, et je me suis arrêté à d'autres points. Je n'ai rien emprunté de ceux qui ont écrit avant moi, sur cette matière , parce qu'il s'agissait d'avoir d'autres vues, et de trouver des moyens plus sûrs et moins cruels que le mercure pour la guérison des maladies vénériennes : après un grand nombre de malades que j'ai traité , après la lecture des meilleurs auteurs, je me suis déterminé à croire que la nature de ce mal consistait essentiellement dans un acide trop fixe , même vitriolique et rongeant ; que cet acide épaissit les liqueurs, qu'il cause de mortelles obstructions qui, peu-à-peu, altèrent horriblement les fonctions du corps, et le font périr : voilà ma première démarche ; voilà le

premier fruit de mes veilles et de mes réflexions. J'avoue franchement que je suis long-
tems demeuré à ce point, les livres et l'usage
ne me présentaient que le mercure. J'en ai fait
prendre, peut-être, autant que M. de *Haen*
nous a dit en avoir administré, je l'ai même
préconisé ; mais une longue expérience m'a
appris à circonscrire ses éloges et son usage,
Il n'appartient tout au plus qu'au président
d'une thèse de mettre de l'opiniâtreté dans ces
erreurs pour faire valoir sa sagacité dans la
recherche subtile de ses défenses. Mais un
homme qui tient la vie des citoyens dans ses
mains, qui n'a jamais tort devant la mort qui
l'accuse, qui peut commettre des impéritie
sans nombre, à la faveur de l'obscurité, et
toujours impunément, est un assassin, j'ose
le dire, si, dans la crainte de commettre sa
réputation, il confirme ses erreurs , malgré
le vu de son expérience, qu'il voie le nombre
des victimes qu'il aura immolées par une fa-
tale persuasion, et qu'il les considère, s'il le
peut, sans frémir.

Dans un siècle éclairé on ne rougit point
de ses méprises ; plus on sait ; plus on voit de
distance entre la perfection et soi, et l'aveu qui

dans un tems d'ignorance aurait dégradé un homme de mérite, ajoute à sa réputation chez les hommes qui n'ont point la vanité ridicule de se croire au-dessus de l'humanité, du moins c'est ainsi que je pense.

J'ai ouvert les yeux sur les accidens sans nombre qui résultent de l'usage du mercure, et je dois retracer publiquement les louanges qu'une confiance trop précipitée m'avait fait lui prodiguer. Heureux mille fois encore qu'une administration indiscrette n'ait point sacrifié des victimes à mon inexpérience. J'ai moins vu ce qu'il faisait que ce qu'il pouvait faire, et si quelquefois j'ai eu à considérer ses suites fâcheuses, c'est à l'imprudence des autres que j'ai dû mes observations. Tous les rémèdes que j'ai éprouvés les uns après les autres m'ont mis à portée d'asseoir une préférence réfléchie, mais cette préférence n'est point pour le mercure que je réserve seulement pour quelques cas particuliers. Je me convains encore tous les jours que le mercure doit être éloigné de la pratique, et qu'un médecin prudent n'emploiera jamais des poisons quand on peut leur suppléer des remèdes moins dangereux et plus efficaces.

La nature a inventé plusieurs voies pour dégager le sang de ses impuretés, les reins, les glandes des intestins.

Il ne sera pas hors de propos d'expliquer plus au long cette dernière voie, pour tirer d'erreur ceux qui attribuent plus d'utilité à toute autre évacuation ; à celle par exemple qui se fait par les reins, par les sueurs, par les vaissaux salivaires qu'à l'évacuation qui se fait par les entrailles.

Peyerius est le premier qui a découvert les glandes des intestins ; leur usage est, selon lui, de fournir une lymphe au chyle pour le délayer.

Il prétend que c'est même de cette source que sort cette quantité de matière que les purgatifs font vider ; d'autres le nient, fondés sur ce qu'il n'y a point d'apparence qu'une source qui paraît si médiocre fournisse tant d'humeurs, mais ceux-ci se trompent comme on va le voir : Sanctorius démontre que l'évacuation qui se fait par la peau, et qu'on appelle insensible transpiration, comparée avec l'évacuation qui se fait par les entrailles est comme un a dix, que si dans vingt-quatre heures l'évacuation des entrailles monte à quatre-vingt onces six gros vingt-huit grains, l'insensible transpiration sera de quarante-huit onces. Il est à remarquer que l'évacuation grossière des entrailles est bien différente de l'évacuation qui se fait par leurs glandes. La structure de la peau et celle des entrailles se ressemblent très-fort, car dans l'un et dans l'autre le microscope découvre des glandes sans nombre; mais afin que les excrétions qui se font par les entrailles se fassent abondamment, la nature a jeté sur leurs tuniques une quantité prodigieuse de vaisseaux sanguins. La superficie des entrailles comparée à la superficie de la peau, surpasse de plus du double celle-ci; mais parce qu'il y a moins de glandes dans les entrailles que sur la peau, l'on peut présumer que l'évacuation qui se fait par les entrailles, comparée avec celle qui se fait par la peau, est comme un à quatre. Si par exemple dans une heure l'insensible transpiration fournit quarante-huit scrupules, les intestins n'en fourniront que douze: leurs glandes sont bien plus grosses que celles de la peau, par où l'on voit clairement que ces glandes sont plus que suffisantes pour les évacuations naturelles et ordinaires; mais il s'en faut bien que toute la lymphe qui est filtrée par ces glandes se précipite déhors avec les excrémens, elle rentre dans la masse du chyle conduite par les vaisseaux lactés, et de là dans toute la masse du sang. Les purgatifs ont deux manières d'agir, en irritant les entrailles et en procurant au sang une circulation plus rapide; c'est ainsi qu'agissent les purgatifs un peu violens. Quand ils picotent la tunique interne des intestins, non-seulement ils font sortir de leurs glandes la lymphe qui y séjourne, mais aussi les autres humeurs; car comme il ne se trouve à l'orifice de ces glandes aucun embarras, et qu'elles présentent une sortie plus libre et plus facile que toute autre voie; le sang y accourt avec rapidité, à-peu-près comme la sérosité se présente en abondance à l'endroit de la peau qui est rongée par un vessicatoire. Les parties les plus subtiles d'un purgatif hâtent le mouvement circulaire du sang en picotant les tuniques internes des veines et des artères, et en dissolvent le sang, s'il est trop visqueux. La chaleur qui suit un fort purgatif, le pouls qui devient plus vigoureux, plus plein, plus rapide, sont de bonnes preuves que le purgatif agit de la manière que nous le venons de dire : mais pour mieux comprendre com-

bien

bien le cours du sang, devenu plus rapide par un purgatif, fournit de matière quand le ventre se vide, il suffit de savoir que suivant les calculs de quelques savans, les artères mésentériques portent à chaque heure dans les entrailles quatre cents onces de sang; quelques rameaux de l'artère céliaque y en portent encore.

L'évacuation de la bile est encore ici d'une grande considération. De savans anatomistes prétendent que par heure il en sort deux gros du foie; mais la quantité ira à six gros si la rapidité du cours du sang est triplée par l'action d'un purgatif; de là vient cette quantité de bile qu'on remarque dans les selles, excitée par les purgatifs; mais si le purgatif est violent, si le sang coule avec bien plus de rapidité que de coutume, si les vaisseaux se dilatent très-considérablement, cette excrétion qui se fait par les glandes intestinales, est bien plus grande que tout ce que nous en disons. Le coléra-morbus excité par des fruits précoces ou par quelqu'autre crudité, en donne un bel exemple. La quantité d'humeurs que l'on rejette dans cette maladie est incroyable, ce qui démontre combien les orifices des glandes sont capables de se dilater; de tout ce que nous venons de dire, l'on voit certainement de quelle utilité est l'action des purgatifs pour ouvrir les orifices des veines lactées, des glandes intestinales, des glandes du foie, du pancréas, des reins même ; quelle quantité de matières il en peut sortir dans l'espace d'environ huit heures que dure l'action du purgatif, sur-tout quand il atténue le sang par ses sels et ses soufres les plus subtils.

Voyons maintenant quelles sont les voies de l'insensible transpiration et les voies de la salivation. Par ces examens, nous espérons de faire connaître qu'il y a d'autres moyens que le mercure pour guérir la maladie vénérienne ; ces moyens sont moins cruels et moins dangereux ; il nous restera à faire voir qu'ils sont pour le moins aussi certains quand on aura usé des précautions nécessaires.

Toute la peau est un rets tendineux, formé de trois genres de vaisseaux ; artères, veines et nerfs ; il y a des glandes sans nombre, appelées *miillaires*, semées parmi ces vaisseaux, qui sont destinées à la séparation et à l'écoulement de la matière de la sueur et de l'insensible transpiration.

La troisième grande voie est celle des urines,

quand les sueurs cessent ou quand l'insensible transpiration diminue, les reins y suppléent; les glandes des reins sont de diamètre à recevoir les excrémens du sang les plus grossiers, qui ne peuvent sortir par la peau, lorsque les pores en sont trop étroits.

Tant que ces voies générales des excrétions font librement les fonctions auxquelles elles sont destinées, la santé subsiste; toutes sortes de maladies, soit aigues, soit chroniques, se peuvent guérir; la lèpre, le mal hypondriaque, le scorbut et toute autre maladie opiniâtre. Pourquoi donc la maladie vénérienne résistera-t-elle à tant de moyens que la nature a inventés pour se soulager? Ce cruel mal, tout opiniâtre qu'il est, céderait enfin à une méthode opiniâtre et bien suivie; que le médecin pour s'en convaincre suive exactement les lois que la nature suit elle-même. Quand on entreprend de guérir la maladie vénérienne par la voie de la salivation, elle emploie des 10, 40, 50 jours, quelques-uns davantage à accomplir son ouvrage par cette voie; employons le même espace de tems à détruire ce monstre par la transpiration, par les sueurs, par les selles, le tout suivant les forces, et selon

que le médecin trouvera jour à combattre cet
ennemi par une ou par plusieurs de ces voies ;
qu'il rende les humeurs fluides par des bains,
par une diette humectante, ces humeurs dé-
poseront enfin leur venin. Un remède préparé
par une ingénieuse opération, relàchera peu-
à-peu la tissure trop ferme du sang et lui ren-
dra sa fluidité naturelle. Des diaphorétiques,
des diarétiques, des purgatifs bien ménagés
et sagement conduits, tireront enfin le public
indolent de l'erreur où il est depuis tant de
tems, qu'il n'y a de guérison à attendre que
de la salivation ; ni le mercure de lui-même
ni la salivation n'ont aucune vertu spécifique
pour guérir la maladie vénérienne ; les seules
lois de la mécanique font tout le miracle.

Tirons les conséquences des principes que
nous avons établis ci-devant. L'action d'un sel
purgatif qui dure environ huit heures, tire
des glandes intestinales pendant tout ce tems
là, trois livres ou quarante-huit onces de lymphe, ce qui revient assez exactement à la proportion des huit livres qui sortent par la salivation pendant cinq ou six jours, dans l'espace
de vingt-quatre heures. Qu'un médecin excite
et soutienne de même pendant cinq ou six

jours l'excrétion des glandes intestinales, et il enlèvera le venin aussi sûrement et beaucoup moins cruellement, et avec moins de danger pour la vie. L'expérience de plusieurs années m'en a convaincu. Que l'on suive pour la purgation la grande règle d'Hyppocrate, qui est que pour purger il faut rendre les humeurs fluides ; que l'on entretienne cette fluidité pendant tout le tems qu'il sera nécessaire de lâcher le ventre, et l'on verra que l'heureux succès répondra exactement au raisonnement. Pourrait - on bien s'imaginer que ces grandes voies destinées par la nature à dégager le sang ou de son superflu ou de ce qui peut lui être nuisible, seront propres à guérir tous les genres de maladies dont le corps humain peut être attaqué, et qu'il n'y aura que la maladie vénérienne qu'il en faudra excepter ? l'on sent je ne sais quoi de bizarre et qui choque dans cette imagination, et l'on ne peut s'empêcher de témoigner sa surprise que depuis plusieurs siècles il ne se soit trouvé personne qui, ayant étudié les mouvemens de la nature dans ses évacuations, n'ait pas appliqué ses méditations à découvrir une nouvelle méthode et un remède capable de délivrer le genre humain d'un mal si cruel ; méthode que je me persuade, après un grand nombre d'expériences, avoir trouvée. Que le médecin étudie de quel côté penche le tempérament de son malade, qu'il imite les mouvemens de la nature, et il réussira toujours si d'autres inconvéniens ne s'y opposent. Si par exemple après avoir bien étudié son malade, il présume que la nature du mal consiste dans une lymphe très-épaisse et très-grossière, qui peut l'empêcher de tenter les voies de l'urisce, par où les impuretés les plus grossières du sang se dégagent communément, s'il trouve que le venin vénérien soit subtil et capable de pénétrer les pores de la peau, qu'il suive cette voie, et à son défaut celle des selles ; mais, dira-t-on, pourquoi quitter une méthode que l'expérience de plusieurs siècles a confirmée ? Les douleurs qu'elle excite, les dangers auxquels elle exposé ne sont-ils pas des motifs suffisans pour porter tous ceux qui s'appliquent au salut public, à chercher des voies plus sûres et sujettes à de moindres inconvéniens ?

J'ai remarqué que le mercure ne porte pas toujours par la salivation, mais qu'il pousse

quelquefois par les autres voies, et qu'il n'en
guérit pas moins bien. Quelle peut être la
raison de cette diversité, qui fait que le mercure n'a pas toujours constamment le même
effet? C'est cette même diversité qui m'a porté
à croire que le virus vénérien pouvait être
chassé par d'autres voies que par les vaisseaux
salivaires. La raison mécanique de cette va-
riété d'opérations, selon mon opinion, consiste précisément dans la constitution des liqueurs; quand elles n'ont pas été fondues par
les bains et les humectans, elles ne peuvent
trouver d'issue que par les vaisseaux salivaires
dont le diamètre est le plus grand de tous
les vaisseaux excréteurs, quand ces mêmes
liqueurs sont plus fluides, soit parce que le
virus vénérien n'est pas fort puissant, soit
parce qu'elles ont été bien préparées ou fondues; alors elles peuvent s'échapper par les
voies de la sueur, de la transpiration, des
glandes intestinales, et même si elles sont un
peu trop épaisses par les glandes des reins,
qui après les glandes salivaires reçoivent les
matières les plus grossières; tout consiste donc
à reconnaître la nature du virus vénérien, à
préparer long-tems les humeurs, à discerner

quelle voie est la plus facile à ouvrir dans la personne que l'on traite, à trouver le moyen de soutenir l'évacuation que l'on a procurée, et de la soutenir à-peu-près autant de tems que l'expérience que nous donne la salivation nous fait connaître que la nature en emploie pour se délivrer du poison qui la tourmente; or, ce tems est celui-là même qui est nécessaire pour faire passer toute ou presque toute la masse du sang par les vaisseaux salivaires. Que l'on fasse la même chose par les autres conduits, plus directement et plus universellement destinés à la purification du sang, et l'on réussira mieux; bien entendu que l'on ait un remède assez doux, assez actif et assez pénétrant, capable de décoler le sang et les humeurs, de lui rendre sa liquidité naturelle, de débarrasser les glandes engorgées, d'irriter doucement les membranes dont les nerfs sont revêtus, les tuniques des intestins, les rets tendineux de la peau, les glandes des reins, en un mot de rendre au sang sa circulation, afin que les excrétions et les sécrétions se fassent et que la santé se rétablisse peu-à-peu. J'ose assurer, que par ces procédés, des nodus, des exostoses qui avaient résisté à la méthode ordinaire de la salivation, ou qui ayant disparu pour un tems, avaient reparu avec plus de férocité que devant, ont été enlevés sans retour. L'on produirait des témoins en foule de la vérité de ces faits, si la nature du mal dont-il s'agit ne faisait pas au médecin une loi inviolable du silence; mais n'ayant rien fait qui force le public à me refuser sa confiance, j'espère qu'il ne refusera pas de me croire, quand je lui proteste que je n'avance rien de faux. Quiconque voudra me mettre à l'épreuve, verra que j'accepterai de bon cœur toutes les occasions qu'il voudra m'en donner; je n'ai pas d'autre moyen de me faire croire. Je suis obligé de ménager la réputation, en ménageant la pudeur de tous ceux qui m'ont honoré de leur confiance. Ceux qui voudront être témoins oculaires d'une telle épreuve y reconnaîtront que jamais l'opération d'aucun procédé ne fut plus douce ni plus exempte des douleurs que produit le mercure, ni de ses fâcheuses suites.

On ne peut nier que quelles que soient la docilité, l'exactitude du malade à faire ce qui lui est ordonné; quels que soient le savoir, la prudence de celui qui administre le mercure, le malade n'est jamais à l'abri de ses inconvéniens, même dans les cas les plus simples et avec la meilleure constitution. Il n'est donc pas étonnant de voir par cette méthode dangereuse plusieurs symptômes légers dans leurs principes, empirer et devenir incurables par leurs traitemens; on voit survenir des accidens plus graves que la maladie vénérienne à laquelle ils sont étrangers, mais dont ils sont les suites, par un effet dépendant du mercure et inhérent à sa manière d'agir; qui ne sait pas, d'après les exemples malheureux que l'on voit fréquemment arriver, que le mercure, entre les mains des gens de l'art les plus habiles, occasionne une salivation plus ou moins abondante, des fièvres, des hémoragies, des crachemens de sang, des pertes, des ulcères internes, l'avortement, le tremblement, des convulsions, la dissolution des humeurs, la paralysie, la phtysie, la consomption? qui ne sait pas enfin que le mercure est insuffisant dans beaucoup de cas, très-pernicieux dans d'autres, et encore son efficacité n'est-elle que relative, et par conséquent toujours douteuse et l'effet du hasard?

Par cette méthode, l'usage et l'habitude

veulent des préparations longues, gênantes, dispendieuses; elle est désagréable assujétissante; il faut le beau tems pour l'employer, ou se séquestrer de la société.

Par la méthode que je propose, il faut peu de préparations; le traitement est plus facile, moins long et n'est point désagréable; quoique la belle saison y soit plus favorable, il se pratique en tous tems.

Celle-ci coûte peu et n'exige aucune sujétion, celle-là entraîne beaucoup de dépense et demande beaucoup de précautions.

Enfin, par la méthode mercurielle, l'homme instruit et l'ignorant vont de pair, sans guides, sur des indices infidelles, avec un moyen dangereux, ils marchent dans les ténèbres à travers les écueils. Si l'un et l'autre atteignent quelquefois le but, c'est sans que le savoir et la prudence aient servi à l'un et que la témérité et l'ignorance aient nui à l'autre.

Au lieu que par ma méthode, l'homme éclairé et prudent, et celui qui est vraiment médecin, connaît la nature du remède qu'il emploie et sa façon d'agir; il se conduit d'après des principes certains, il voit et sait ce qu'il fait, marche d'un pas sûr et arrive toujours au but qu'il se propose.

CONCLUSION.

Me voilà à la fin d'un ouvrage composé après trente années d'expérience et d'observations. Ai-je fourni ma carrière, j'ai lieu de craindre ? la raison fait peu de prosélytes. En disant des vérités simples, on n'est point écouté, et l'on dévore les sophismes, parce que la philosophie s'énorgueillit de les avoir tissus. Le traité mathématique de M. *Boissier de Sauvage* sur la rage est mis au rang des chef-d'œuvres, quoiqu'une vérité mathématique et les démonstrations de M. *Boissier* sur les principes, les causes et le siége de la rage ne se ressemblent guères, et que d'ailleurs une vérité mathématique n'avance pas grande chose en médecine. On admire le traité du cœur de M. de *Senac*, quoique cet ouvrage sublime ne fasse que très-peu ou rien à l'art de guérir. Un homme modeste fait-il un ouvrage utile ? il a de la peine à trouver un libraire qui veuille l'imprimer, et quelqu'un pour le lire.

PRÉSERVATIF

CONTRE LA MALADIE VÉNÉRIENNE.

Lorsque la contagion vénérienne commença ses ravages chez les Espagnols, n'eût-il pas été plus heureux pour l'Europe d'opposer des barrières à sa dissémination, que de chercher des remèdes qui, tout au plus, en la guérissant, n'empêchent point sa reproduction.

Le premier vœu et le premier devoir du médecin est de prévenir les maladies, a dit *Hippocrate*, et la médecine préservative lui est trop honorable pour qu'on le soupçonne de ne pas accueillir avec empressement les moyens d'étendre, à ce sujet, ses connaissances ; car si rien ne doit empêcher le médecin de secourir les infortunés, ne serait-il pas mille fois plus avantageux de savoir prévenir cette maladie que de posséder l'art de la guérir, puisque l'idée effrayante de la contagion ne peut rien sur une passion dont le germe se trouve dans les sources de la vie : le mari n'infecterait plus la couche d'une femme vertueuse, de malheureux enfans ne payeraient plus, en naissant, pour la faute de leurs pères.

Envain objectera-t-on qu'un remède préservatif est un *invite* fait au libertinage, et que ceux qui sont encore retenus par la crainte lâcheraient alors la bride à la fougue de leurs passions. En remarquant qu'il est des personnes retenues par la crainte d'une maladie cruelle, on accorde qu'il en est d'autres assez dominées par le tempérament pour braver tous les dangers Pourquoi donc abandonnera-t-on des gens qui ne sont qu'à plaindre, à toute l'étendue de leur malheur ? pourquoi les poursuivera-t-on jusques dans le sein de l'innocence ? pourquoi pour une double barbarie enveloppera-t-on l'innocent dans leur disgrace?

On tolère dans toutes les grandes villes des maisons de débauche, pour éviter de plus grands désordres, pour épargner à la pudeur des affronts plus humilians ; et en offrant à tous les sens l'appât empoisonné, il sera défendu de se prémunir contre ses atteintes, et l'homme dont on a sollicité la faiblesse, en sera victime.

Ce jeune homme que la puberté assurait à la patrie, après avoir passé les orages de l'enfance, qui, dans l'âge des desirs, s'est rendu à l'attrait des plaisirs, parce qu'il s'est trompé dans son choix, sera condamné à vieillir sous le poids des douleurs. Cet homme qui par un contrat civil, vient d'entrer au nombre des citoyens qui va payer à l'état, à la nature, la dette que sa naissance lui impose, rencontre une de ces filles que l'on tolère, parce qu'il n'est point assez fort pour s'en dégager, il fera le malheur de plusieurs ; il portera le désordre et le désespoir dans sa famille ; je crois que l'on doit secourir l'imprudent, et que celui qui a le bonheur de sauver un seul homme a assez mérité de l'humanité.

Si la raison avait besoin d'autorités, je citerais *Boerhaave*, le plus grand des médecins qui soit né depuis Hippocrate, qui a indiqué un préservatif antivénérien. *Etmuler* en propose dans ses ouvrages ; le chirurgien *Anel*, célèbre à plus d'un titre, en prescrit un qu'il annonce avec confiance ; *Fallope* et *Palmier* en décrivent plusieurs dans leurs œuvres ; *Waren*, médecin de la faculté d'Edimbourg, en a publié un qui a joui de la plus grande réputation ; M. *Pressavin*, chirurgien de Lyon, et recommandé parmi ses confrères, s'est étendu très-au long sur cette partie de l'*higiène*.

Enfin le prophylactique d'un médecin de Paris est celui qui a le plus occupé. Chacun a desiré ou s'élever sur ses ruines, ou s'en servir, ou le connaître. Les chymistes s'en sont emparés, et le résultat de leurs travaux s'est réduit à dire que le docteur cherchait à faire une dissolution de *mercure sublimé corrosif* dans de l'eau de chaux première, pour s'en servir en injections. Ainsi quand on réfléchit que, dans ce procédé, *l'acide marin* abandonne le *mercure* pour s'unir à la *terre calcaire*, et former un sel neutre, tandis que le *mercure* se précipite, ne sera-t-on point étonné du bruit que l'on a fait pour une chose qui n'existe pas ? Il n'y a pas l'ombre d'un préservatif, le sublimé sur lequel on fondait toute la magie n'est plus: la très-petite portion de mercure qui entrait dans la combinaison demeure inerte au fond du vase, et l'union de la terre calcaire avec le sel marin n'a nulle vertu prophylactique.

Il reste donc encore à desirer un préservatif sûr dans ses effets, innocent dans la pratique et d'un usage facile.

J'unis une *huile* qui participe des huiles grasses et des essentielles avec un *alkali mer-*

curiel. Je les combine de sorte que l'huile conserve sa fluidité , et que l'alkali ne puisse irriter les fébriles nerveuses de l'épiderme léger où l'on doit l'appliquer : d'après cela posons quelques principes.

Astruc , Boerhaave , Vansvvieten , Dolée , et la plus saine partie des médecins ont reconnu le *virus* vénérien pour être de nature acide ; ses symptômes démontrent qu'il condense et épaissit les humeurs.

Le *virus* se communique aux parties genitales , soit intérieurement , soit extérieurement.

Intérieurement , quand , après l'émission de la semence , l'urètre faisant l'office d'une pompe aspirante , attire un air et des sucs corrompus ; d'où les gonorrhées et les engorgemens inguinaux.

Extérieurement , quand , par le frottement , les vaissaux absorbans s'abreuvent de liqueurs infectées : d'où les chancres et autres symptomes locaux.

Si les vaisseaux absorbans sont exactement fermés par une liqueur qui ne puisse se mêler avec les sucs impregnés du *virus :* il ne pourra plus s'introduire.

On sait que les corps huileux remplissent

cette indication ; c'était le but de d'*Etmuler* quand il prescrivait de se laver avec de l'huile de térébenthine.

Si, en prenant soin de fermer l'orifice des vaisseaux, on pouvait parvenir à décomposer le *virus* dans son foyer, la sécurité serait entière, et le mur serait élevé. Les alkalis s'unissent de préférence aux *acides*, d'où résultent les *sels neutres :* or, l'*alkali* du préservatif proposé quittera l'huile et le *mercure* pour s'empare de l'*acide* du *virus*, et il est certain qu'il résultera une décomposition suffisante du *virus*.

Par la nouvelle combinaison le mercure restera isolé ; mais s'il est vrai qu'il agisse comme *spécifique*, sa présence ne sera point surnuméraire, et l'on ne peut blâmer la somme de précautions en pareille circonstance.

J'entends déjà les détracteurs jurés de toutes les inventions s'écrier et dire que ce n'était point la peine d'écrire pour proposer un remède aussi simple.

Doit-on tirer de la terre des individus inconnus jusqu'ici, ou forcer la nature à en créer de nouveaux, pour paraître neuf ?

Si l'on fait une nouvelle application, une application heureuse, quoique la chose dont on se sert soit connue, l'utilité en sera-t-elle moins réelle ? toutes les lettres de l'alphabet sont connues, tous les mots sont connus, et cependant Buffon a créé, Buffon a étonné avec ces mêmes lettres, ces mêmes mots qui font pitié quand ils sont arrangés par de mauvais écrivains.

Je sais que le secret m'eût fait une plus grande réputation, je sais qu'il m'eût attiré plus de confiance. Mais je me console déjà de l'oubli où ma franchise me condamne. Quelque homme avisé me lira dans quelques années, il en fera son profit, et je reviverai, quoiqu'il n'en dise rien.

Il serait superflu d'observer que les extraits, les opiates, les quintescences, le mitridat, la thériaque, l'orviétan, les confections d'alkermes et d'hyacinthe, ni toutes les autres compositions qu'on croit les meilleures contre les venins, sont inutiles. Il suffit de dire que les médicamens qui se prennent par la bouche ne peuvent pas se porter du centre du corps à toute sa circonférence, lorsqu'ils sont composés de corpuscules grossiers, et qu'ils ne peuvent pas être pris , sans danger , à une dose considérable , lorsque les parties ont une extrême sensibilité.

FIN.